DÉPARTEMENT DE L'HÉRAULT

COMPTE RENDU

DES TRAVAUX

DES

CONSEILS D'HYGIÈNE PUBLIQUE

ET DE SALUBRITÉ

DU DÉPARTEMENT DE L'HÉRAULT

PRÉSENTÉ

A M. LE PRÉFET DE L'HÉRAULT

PAR

M. MAIRET

DOYEN DE LA FACULTÉ DE MÉDECINE DE MONTPELLIER
MÉDECIN EN CHEF DE L'ASILE PUBLIC D'ALIÉNÉS
VICE-PRÉSIDENT DU CONSEIL DÉPARTEMENTAL D'HYGIÈNE PUBLIQUE
ET DE SALUBRITÉ DE L'HÉRAULT

Année 1892

MONTPELLIER
IMPRIMERIE CENTRALE DU MIDI
(HAMELIN FRÈRES)

1893

COMPTE RENDU

DES TRAVAUX

DES CONSEILS D'HYGIÈNE PUBLIQUE

ET DE SALUBRITÉ

DU DÉPARTEMENT DE L'HÉRAULT

DÉPARTEMENT DE L'HÉRAULT

COMPTE RENDU

DES TRAVAUX

DES

CONSEILS D'HYGIÈNE PUBLIQUE

ET DE SALUBRITÉ

DU DÉPARTEMENT DE L'HÉRAULT

PRÉSENTÉ

A M. LE PRÉFET DE L'HÉRAULT

PAR

M. MAIRET

DOYEN DE LA FACULTÉ DE MÉDECINE DE MONTPELLIER
MÉDECIN EN CHEF DE L'ASILE PUBLIC D'ALIÉNÉS
VICE-PRÉSIDENT DU CONSEIL DÉPARTEMENTAL D'HYGIÈNE PUBLIQUE
ET DE SALUBRITÉ DE L'HÉRAULT

Année 1892

MONTPELLIER
IMPRIMERIE CENTRALE DU MIDI
(HAMELIN FRÈRES)

1893

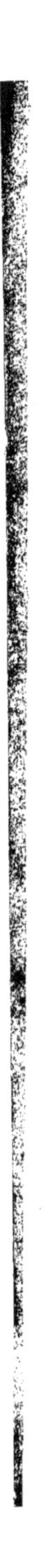

CONSEIL DÉPARTEMENTAL
D'HYGIÈNE PUBLIQUE & DE SALUBRITÉ
DE L'HÉRAULT

MM. LE PRÉFET, *Président.*

MAIRET, Doyen de la Faculté de médecine, *Vice-Président.*

HAMELIN, Professeur à la Faculté de médecine, *Secrétaire.*

SALLÈLES, Chef de bureau à la Préfecture, *Secrétaire-Adjoint.*

BAUMEL, Professeur agrégé à la Faculté de médecine.

BENOÎT, — honoraire —

BLANC, Agent-Voyer en chef.

DEANDREIS, Député.

DIACON, Directeur de l'École supérieure de pharmacie.

GAY, Professeur agrégé — —

GILIS, — à la Faculté de médecine.

GLAIZE, — à la Faculté de droit.

KIENER, Médecin-principal, Directeur du service de santé de la 16e région.

LAISSAC, Conseiller général.

LEENHARDT, Président de la Chambre de commerce.

MARÈS, Secrétaire perpétuel de la Société d'agriculture.

PARLIER, Ingénieur en chef.

PEZET, Pharmacien.

POURQUIER, Médecin-Vétérinaire.

THIERRY, Chef du génie.

VIGOUROUX, Docteur en médecine.

Commissions cantonales d'hygiène de l'arrondissement de Montpellier.

Canton de Cette

MM. LE MAIRE, *Président*.
TOUCHARD, Directeur de la santé.
CATHALA, Docteur en médecine.
TEULON, — —
PEYRUSSAN, — —
TICHY, — —
SIMONOT, Pharmacien.
NOELL, —
FENOUILLET, —
BAUDRAND, Médecin-vétérinaire.
L'INGÉNIEUR des Ponts et Chaussées.
LE MÉDECIN-MAJOR du 142e d'infanterie.
LE COMMANDANT de place.

Canton de Lunel

MM. LE MAIRE, *Président*.
VEDEL (Adolphe), Docteur en médecine.
PONS (Frédéric), — —
VIGUIER (Henri), — —
GIRONCE (Jean), Pharmacien.
BERGER (Pierre), Principal du Collège.
PEYRE (Achille), Professeur au Collège.
ARGELLIÈS (Louis), — —
CHATAIGNIER, Directeur de l'Usine à gaz.
ANDRÉ (François), Boulanger.
MOLINIER (Félix), Agent-Voyer.

Des Commissions cantonales d'hygiène ont été organisées dans les cantons de :

Ganges........ le 24 février 1849.
Aniane........ le 17 juillet 1849.
Mauguio...... le 21 septembre 1849.

Elles n'ont pas fonctionné ou ne fonctionnent plus.

CONSEIL D'HYGIÈNE
DE L'ARRONDISSEMENT DE BÉZIERS

MM. LE SOUS-PRÉFET, *Président.*
LEVÈRE, Docteur en médecine.
SICARD, — —
BOURGUET, — —
GUY, — —
WEYER, Procureur de la République.
BALDY, Ingénieur des Ponts et Chaussées.
CROZALS (DE), Négociant.
ROQUES, Brasseur.
COULOUMA, Pharmacien.
PAGET, —
JOURDAN, —
GILIS, Médecin-Vétérinaire.
BOURRIÉ, Agent-Voyer d'arrondissement.
DURAND, Médecin-major au 81e régiment de ligne.

Commissions cantonales d'hygiène de l'arrondissement de Béziers.

Canton d'Agde

MM. CROUZILHAC (Marcel), maire d'Agde, *Président.*
SALVA (Louis), Docteur en médecine.
ROGER, Docteur en médecine.
CARRIÉ (Emmanuel), Docteur en médecine.
AUBARY, Juge de paix.
OLIVASSI (Louis), Pharmacien.

MM. Salva (François) fils, Pharmacien.
Gayraud, Conducteur des Ponts et Chaussées.
Vigné (Gaston), Vétérinaire.

Canton de Bédarieux

MM. Moulinier (Léon), Maire de Bédarieux, *Président.*
Descays, Docteur en médecine.
Gavaudan, Docteur en médecine.
Lapeyre, Docteur en médecine.
Martin, ancien Pharmacien.
Rascle, Directeur des mines de Graissessac.
Cavaillé, Marchand-Tailleur.
Garrigues, Agent-Voyer.

Canton de Capestang

MM. Le Maire de Capestang, *Président.*
Guilhaumon (Maurice), Propriétaire, à Capestang.
Raux (Marcelin), Propriétaire, à Capestang.
Villebrun, Docteur en médecine.
Desroys (Henri), Propriétaire, à Capestang.
Marc, ex-Notaire, à Nissan.
Planès, Pharmacien.
Dieulafé, Vétérinaire.
Fabrié, Docteur en médecine, à Puisserguier.

Canton de Florensac

MM. Dental (Pierre), Maire de Florensac, Conseiller général, *Président.*
Itié (Guillaume), Suppléant du Juge de paix.
Thoulouze (Ernest).
Auby (Marius).
Lagriffoul (Adolphe), Maire de Pomérols.

MM. Roger (Arthur), Propriétaire, à Pinet.
Vincens (Jocelyn), Adjoint au Maire, à Florensac.
Gour (Jean), Propriétaire, à Pomérols.

Canton de Saint-Gervais

MM. Crassous, Maire de Saint-Gervais, *Président.*
Vidal (François), Docteur en médecine.
Milhau, Docteur en médecine.
Saisset, Docteur en médecine.

Canton de Montagnac

MM. d'Alphonse de Serres, Maire de Montagnac, *Président*
Granal (Émile), Propriétaire.
Vallat (Armand), Propriétaire.
Arnaud (Albin), Docteur en médecine.
Dessalles (Rodolphe), Négociant.
Gelly (Maurice), Négociant.
Nichet (Louis), Notaire.
Laroze (Guillaume), Négociant.
Aubrespy, Pharmacien.

Canton de Murviel-lès-Béziers

MM. Guy, Maire de Murviel, *Président.*
Mollon, Vétérinaire.
Guiches, Docteur en médecine.
Laux, Docteur en médecine.
Aïn (Dauphin) fils, Propriétaire, à Murviel.

Canton de Pézenas

MM. Montagne, Maire de Pézenas, Conseiller général, *Président.*
Cassan (Calixte), Docteur en médecine.

MM. Martin (Gustave), Docteur en médecine.
Sabatier (Léon), Docteur en médecine.
Merle (Eugène), Vétérinaire.
Jeanbon (Paul), Architecte.

Canton de Roujan

MM. Le Maire de Roujan, *Président.*
Senaux, Docteur en médecine.
Daïsse, Docteur en médecine, à Gabian.
André, ancien Maire de Roujan.
Greilhet, ancien Maire de Pouzolles.
Pagès, Pharmacien, à Magalas.
Garenq, Maire de Neffiès.
Terrisse (Bernard), Propriétaire.
Couderc (Léopold), Propriétaire, à Pouzolles.
Birouste, ancien Maire de Gabian.

Canton de Servian

MM. Le Maire de Servian, *Président.*
Marmoyet (Joseph), Docteur en médecine.
Maury (Gabriel), Vétérinaire.
Rolland (Jean), ancien Maire de Montblanc.
Garenq, ancien Maire de Valros.
Bournhonnet, ancien Maire de Servian.
Delhon, ancien Maire de Puissalicon.

CONSEIL D'HYGIÈNE

DE L'ARRONDISSEMENT DE LODÈVE

MM. LE SOUS-PRÉFET, *Président.*
HUGOUNENQ (Pascal), Chimiste, *Vice-Président.*
REFRÉGÉ, Docteur en médecine.
SOUDAN (Auguste), Manufacturier.
SEGONDY (Félix), Ingénieur civil.
ROUQUETTE (Auguste), Docteur en médecine.
CROUZET (Auguste), Docteur en médecine.
PHALIPOU, Docteur en médecine.
KAWALERSKI (Isidore), Docteur en médecine.
ORSSAUD, Vétérinaire, à Lodève.
Le Médecin-major du 122e Régiment de ligne.

Commissions cantonales d'hygiène de l'arrondissement de Lodève.

Des Commissions cantonales ont été organisées dans les cantons de Clermont, de Gignac et du Caylar.

Elles ne fonctionnent plus depuis longtemps.

CONSEIL D'HYGIÈNE

DE L'ARRONDISSEMENT DE SAINT-PONS

MM. le Sous-Préfet, *Président*.
Fabre, Docteur en médecine.
Trassy, Vétérinaire.
Bourdel, Pharmacien.
Granel, Docteur en médecine.
Salles, Agent-Voyer d'arrondissement.
Azaïs (Charles).
Arcangel, Avocat.
Galinier, Négociant.
Sahuc, Notaire.

Commissions cantonales d'hygiène de l'arrondissement de Saint-Pons.

Il n'a pas été possible d'en organiser.

COMPTE RENDU

DES TRAVAUX

DES CONSEILS D'HYGIÈNE PUBLIQUE

ET DE SALUBRITÉ

DU DÉPARTEMEMT DE L'HÉRAULT

MONSIEUR LE PRÉFET,

J'ai l'honneur de vous présenter le compte rendu des travaux des Conseils d'hygiène publique et de salubrité du département de l'Hérault pour l'année 1892.

Veuillez agréer, Monsieur le Préfet, l'assurance de ma considération la plus distinguée.

MAIRET.

CONSEIL D'HYGIÈNE

DE L'ARRONDISSEMENT DE BÉZIERS

SÉANCE DU 9 JANVIER 1892

Étaient présents : MM. Belleudy, Sous-Préfet, *Président;* Levère, Baldy, Coulouma, Gilis et Bourrié ;
Absent excusé : M. Sicard.

COMMUNE DE LIEURAN-CABRIÈRES

Projet d'adduction d'eau

Vu le dossier présenté par la commune de Lieuran-Cabrières pour l'adduction d'une eau de source servant actuellement à la consommation des habitants et d'une eau destinée à l'usage des animaux ;

Vu l'analyse indiquant que la première marque 20 degrés hydrotimétriques et la seconde 32, que l'eau destinée à la consommation des habitants est limpide et ne contient que quelques traces de matières organiques; que, du reste, c'est la seule source qui existe sur le territoire de la commune ;

Le Conseil donne un avis favorable au projet.

COMMUNE DE VILLENEUVE-LÈS-BÉZIERS

Agrandissement du cimetière

M. *le Président* soumet au Conseil un projet présenté par la municipalité de Villeneuve-lès-Béziers et relatif à l'agrandissement du cimetière de cette commune.

Le Conseil, ne se trouvant pas suffisamment éclairé par le rapport fourni par l'architecte, est d'avis qu'il y a lieu de demander les renseignements suivants :

1° Quelles sont les relations de niveau entre le cimetière, le Canal du Midi et les divers puits qui alimentent la commune, et 2° quelles sont les conditions d'alimentation de la commune en eau potable.

COMMUNE D'AUTIGNAC

Alimentation d'eau

Le Conseil,

Après avoir examiné le projet présenté par la municipalité d'Autignac, et notamment le rapport d'analyse de l'eau, est d'avis qu'il y a lieu d'inviter l'auteur du rapport à faire connaître si cette eau cuit les légumes et si on en boit actuellement. Ce dernier devra en faire la comparaison avec les eaux des puits du pays. Il devra en même temps indiquer s'il n'y a pas d'autres sources que l'on pourrait capter, attendu que cette eau marque 40 degrés hydrotimétriques, et qu'elle ne paraît pas bonne pour la consommation.

Dépôts de linge sale

Le Conseil,

Après avoir examiné la lettre par laquelle M. le Maire de Béziers fait connaître qu'il existe dans cette ville trois buanderies qui, en été, par les odeurs qui se dégagent, peuvent porter atteinte à la santé publique ;

Est d'avis de nommer M. le Dr Levère pour examiner la question et fournir un rapport qui sera soumis au Conseil d'hygiène dans sa prochaine réunion.

L'ordre du jour étant épuisé, la séance est levée.

SÉANCE DU 13 JUILLET 1892

Étaient présents : MM. Belleudy, Sous-Préfet, *Président;* Levère, Guy, Baldy, Coulouma, Bourrié, Roux, de Crozals, Bourguet, Jourdan, Roques.

Absents excusés : MM. Sicard, Paget et Gilis.

COMMUNE D'AUTIGNAC

Projet d'alimentation d'eau

M. *le Président* soumet au Conseil d'hygiène un projet de distribution d'eau de la commune d'Autignac, lequel consiste à utiliser l'eau du puits communal situé au lieu dit « les Aires » et à la construction de trois fontaines aux points indiqués sur le plan. Quoique l'eau du puits serve à l'alimentation publique depuis plusieurs années, M. le Président a fait produire une analyse qui a été confiée à M. Cure, lauréat de l'École supérieure de pharmacie de Montpellier, pharmacien de 1re classe à Autignac.

Lecture est donnée du rapport de cette analyse, duquel il résulte que l'eau de ce puits est semblable à celle des autres puits de la commune, qu'elle est potable et qu'elle ne contient des matières organiques qu'en très minime quantité.

Quant à son degré hydrotimétrique, qui est de 35, il est certes un peu élevé, mais il faut considérer que la commune ne compte pas d'autres sources et qu'on ne pourrait amener d'autres eaux à Autignac qu'au prix de dépenses très considérables et hors de toute proportion avec les ressources communales.

Après cet exposé,

Le Conseil,

Vu l'analyse de l'eau du puits communal « des

Aires », dont l'examen montre qu'elle est potable, qu'elle renferme seulement 0 gr. 0008 de matières organiques, qu'elle ne contient ni ammoniaque ni azotates, que la population de la commune fait depuis plusieurs années usage de l'eau de ce puits ainsi que de celle des autres puits communaux dont l'analyse révèle que leur qualité est identique, et sans qu'aucune épidémie ait sévi de ce fait dans la commune d'Autignac, et qu'il est établi qu'aucune autre source ne peut être captée sur le territoire de la commune,

Émet un avis favorable à l'approbation de ce projet.

COMMUNE DE VILLENEUVE-LÈS-BÉZIERS

Agrandissement du cimetière

Dans le but d'agrandir le cimetière, devenu insuffisant, la commune de Villeneuve-lès-Béziers projette de faire l'acquisition d'une partie de la parcelle 419 du plan cadastral; le terrain est situé à 600 mètres environ de l'agglomération et à 200 mètres (au lieu de 300 comme l'indique le rapport de l'architecte) du Canal du Midi; il n'existe pas de puits alimenté par le canal sur le territoire de la commune; l'eau potable est fournie par des puits artésiens. La composition du sol est la même que celle du cimetière actuel qui est imperméable.

Dans ces conditions, le Conseil d'hygiène ne voit

pas d'inconvénient à donner un avis favorable à l'autorisation du projet.

Établissement d'une distillerie à Béziers. Le sieur Azaïs.

Le sieur Azaïs demande l'autorisation d'établir une distillerie pour les vins dans ses magasins, situés dans les rues de Metz, de Lorraine et d'Austerlitz.

L'autorité locale a donné un avis favorable à l'autorisation de cet établissement, dont les eaux s'écouleront dans le collecteur du boulevard de Strasbourg au moyen d'un caniveau couvert.

Le Conseil d'hygiène est d'avis d'autoriser cette distillerie aux conditions ordinaires.

Transfert d'une distillerie, à Montagnac. — Le sieur Mourgues.

Le sieur Mourgues, bouilleur de crû, à Montagnac, demande l'autorisation de transférer sa distillerie à vins dans le magasin Aris, situé rue de la Tour-Constance.

La Commission cantonale d'hygiène a émis un avis favorable à l'autorisation, à la condition que M. Mourgues fera, à ses frais, une canalisation qui déversera ses vinasses dans le collecteur existant dans le ruisseau d'Ensigaud.

Le Conseil d'hygiène, adoptant l'opinion de la Commission cantonale, donne un avis favorable sous les mêmes conditions.

Établissement d'un atelier de teinturerie, à Béziers. Le sieur Sage.

Le sieur Sage demande l'autorisation d'installer un atelier de teinturerie et de nettoyage, rue Debès.

L'autorité locale a donné un avis favorable à cette demande.

Le Conseil d'hygiène donne également un avis favorable à l'autorisation de cet établissement de 3e classe, aux conditions prescrites pour l'exercice de ces industries.

Établissement d'une usine à glace, à Pézenas. — Le sieur Jaudon.

Le sieur Jaudon demande l'autorisation de créer une usine à glace, rue Arago, système Carré, par l'ammoniaque. Cet établissement fait partie de la 3e classe des établissements dangereux, insalubres ou incommodes.

La Commission cantonale d'hygiène a donné un avis favorable, attendu que l'installation de cette usine ne peut être préjudiciable à aucun voisin et qu'elle est convenablement installée.

Le Conseil d'hygiène, adoptant l'opinion de la Commission cantonale, émet un avis favorable aux conditions ordinaires d'autorisation de ces établissements.

Établissement d'une usine à glace, à Pézenas.
Le sieur Aubert.

Le sieur Aubert demande l'autorisation d'établir, rue Conti, un appareil de réfrigération, système Carré, par l'ammoniaque. Cet établissement fait partie de la 3e classe des établissements dangereux, insalubres ou incommodes.

La Commission cantonale d'hygiène a donné un avis favorable, attendu que l'installation de cette usine ne peut être préjudiciable à aucun voisin et qu'elle est convenablement installée.

Le Conseil d'hygiène, adoptant l'opinion de la Commission cantonale, émet un avis favorable aux conditions ordinaires d'autorisation de ces établissements.

Établissement d'un entrepôt de chiffons, à Béziers.
Le sieur Delmas.

Le sieur Delmas (Pierre), marchand de chiffons, à Béziers, demande l'autorisation de créer un entrepôt de chiffons sur un terrain lui appartenant, désigné sous le n° 720 de la section E, ténement de *Pansièrou*, près de l'ancienne route de Bédarieux.

Il résulte des renseignements fournis par l'autorité

locale que ce terrain est situé à 4 kilomètres environ de Béziers et que les maisons les plus voisines se trouvent à 60 mètres de là.

Le Conseil d'hygiène émet un avis favorable aux conditions ordinaires de l'autorisation de ces établissements, qui sont de la 3e classe.

Établissement de tueries d'animaux de boucherie, à Sérignan.

1° Demande du sieur Giscard

Le sieur Giscard (Louis), boucher, à Sérignan, demande l'autorisation d'établir une tuerie particulière sur la parcelle n° 542, section I du plan cadastral.

Cet établissement est situé à 5 mètres environ de la rivière d'Orb, le sol est cimenté sur toute la surface occupée par la tuerie et les résidus s'écoulent facilement dans la rivière.

L'enquête n'a soulevé aucune opposition; l'avis de l'autorité locale est favorable.

Le Conseil d'hygiène, considérant le peu d'importance de cet établissement, est d'avis de l'autoriser tel qu'il existe.

2° Demande du sieur Fauré

Le sieur Fauré (François), boucher, à Sérignan, demande à obtenir l'autorisation d'établir une tuerie sur le territoire de Sérignan, section I, n° 25 du plan cadastral.

L'enquête a révélé que cette tuerie est très mal tenue; que les résidus s'écoulent dans le ruisseau de la rue et ne se déversent dans l'égout que 7 mètres plus loin; qu'elle est installée dans l'intérieur du village entourée d'habitations et non entretenue avec propreté. L'avis de l'autorité locale est défavorable.

Le Conseil d'hygiène, adoptant cette manière de voir, décide de donner un avis conforme en ce qui concerne le refus d'autorisation.

3° Demande du sieur Pouzaire

Le sieur Pouzaire demande l'autorisation d'établir une tuerie sur le territoire de la commune de Sérignan, section F, n° 298 du plan cadastral.

L'enquête a fait connaître que cette tuerie est attenante à la boucherie; qu'elle se trouve dans l'intérieur du village et que les résidus s'écoulent dans la rue par un tuyau. L'autorité locale a donné un avis défavorable.

Le Conseil d'hygiène, adoptant l'opinion de l'autorité locale, donne un avis défavorable à cette autorisation.

4° Demande du sieur Massals

Le sieur Massals sollicite l'autorisation d'établir une tuerie sur le territoire de la commune de Sérignan, section H, n° 48 du plan cadastral.

L'enquête a révélé que le sol de cette tuerie n'est pas cimenté; qu'il n'existe aucun moyen d'écoulement des eaux, ni moyens de propreté; au milieu de la tuerie se trouve un trou creusé dans la terre, sorte de puisard où sont déversés les résidus et d'où s'exhalent des odeurs putrides.

L'autorité locale a donné un avis défavorable à cette demande.

Le Conseil d'hygiène, adoptant l'opinion de l'autorité locale, donne un avis défavorable à l'autorisation sollicitée par le sieur Massals.

5° Demande du sieur Ouillé

Le sieur Ouillé (Jean), boucher, à Sérignan, demande l'autorisation d'établir une tuerie sur le territoire de Sérignan, section F, n° 129 du plan cadastral.

L'enquête a révélé que cette tuerie est située dans l'intérieur du village, que les résidus sont déversés dans un trou au milieu de la tuerie, d'où s'exhalent des odeurs putrides.

L'avis de l'autorité locale est défavorable à cette demande.

Le Conseil d'hygiène, adoptant l'opinion de l'autorité locale, donne un avis défavorable à l'autorisation sollicitée par le sieur Ouillé.

6° Demande de la dame veuve Massebiaux

La dame veuve Massebiaux demande l'autorisation d'établir une tuerie sur le territoire de Sérignan, section I, n° 283 du plan cadastral.

L'enquête a révélé que cette tuerie est située dans l'intérieur du village, que les résidus sont déversés dans un trou au milieu de la tuerie d'où s'exhalent des odeurs putrides. L'avis de l'autorité locale est défavorable à cette demande.

Le Conseil d'hygiène, adoptant l'opinion de l'autorité locale, donne un avis défavorable à l'autorisation sollicitée par la dame veuve Massebiaux.

En terminant, le Conseil d'hygiène est d'avis qu'il y a lieu de prier l'administration supérieure de vouloir bien inviter la municipalité de Sérignan à construire un abattoir public dans l'intérêt de l'hygiène publique.

L'ordre du jour étant épuisé, la séance est levée.

SÉANCE DU 13 AOUT 1892

Étaient présents : MM. le Sous-Préfet, *Président ;* Lévère, Coulouma, Gilis, Bourrié, Jourdan, Géraud.

Absents excusés : MM. de Crozals et Baldy.

Établissement d'un entrepôt d'animaux de boucherie, à Béziers.— Le sieur Fraisse.

Le sieur Fraisse, domicilié à Béziers, demande l'autorisation de construire sur la parcelle cadastrale n° 448 de la section H, ténement du Rouat de la commune de Béziers, un entrepôt d'animaux de boucherie, tels que bœufs, moutons ou porcs.

L'enquête ouverte à la mairie de Béziers contient plusieurs dires non motivés qui ne peuvent pas retenir l'attention du Conseil, à l'exception de ceux des propriétaires voisins, qui se plaignent des mauvaises odeurs qui se dégagent de cet établissement, ouvert avant toute autorisation.

Le sieur Fraisse a produit, à l'appui de sa demande, un plan qui ne mentionnait pas les constructions voisines de son entrepôt; il a dû en être dressé un par les soins de l'administration municipale de Béziers, lequel indique un certain nombre de maisons ; plusieurs protestations sont jointes au dossier, l'avis du Maire est nettement défavorable; le docteur Géraud, médecin-major, est également d'avis, au point de vue de l'état sanitaire du quartier de cavalerie, situé à 200 mètres environ, de ne pas donner d'avis favorable à cette demande; M. Gilis, vétérinaire, qui a visité l'établissement, fait connaître que son installation est très défectueuse.

Le Conseil est d'avis que l'établissement du sieur

Fraisse, tel qu'il existe actuellement, sans autorisation, doit disparaître et qu'il ne peut être autorisé qu'à la condition que les porcs (seuls animaux qui y existent), disposeront chacun d'un emplacement de $1^m,30$ de longueur sur $1^m,20$ de largeur, et que les conditions suivantes seront observées par le demandeur (ci-joint les conditions du *Recueil* de 1887).

Établissement d'un dépôt de peaux fraîches avec atelier de salaisons d'icelles à Béziers. — Les sieurs Nell frères.

Les sieurs Nell frères demandent l'autorisation de transférer l'établissement de peaux fraîches et atelier de salaison d'icelles sur le territoire de Béziers, parcelle n° 1038, section O du plan cadastral, au quartier des Sauneries.

L'enquête à laquelle il a été procédé contient un certain nombre d'observations dont la plus grande partie sont favorables.

Les dires défavorables émanent généralement de voisins qui exagèrent les inconvénients de cet entrepôt, que les prescriptions édictées doivent faire disparaître.

L'avis du Maire est favorable.

Le Conseil d'hygiène donne un avis favorable à la création de cet établissement aux conditions ordinaires d'autorisation.

COMMUNE DE COULOBRES

Transfert du cimetière

Le Conseil municipal de Coulobres demande à être autorisé à transférer le cimetière sur la parcelle n° 400 de la section A du plan cadastral.

L'enquête n'a révélé aucune opposition, le commissaire-enquêteur est favorable au projet. Il n'existe autour de cette parcelle, dans un rayon de 100 mètres, ni source ni puits. Le sous-sol est de nature argilo-calcaire et sera propice aux inhumations. Le cimetière actuel est dans l'intérieur même du village.

Le Conseil d'hygiène donne un avis favorable à cette demande.

Établissement d'un dépôt d'eaux minérales, à Bédarieux. — La dame veuve Mas et fils.

La dame veuve Mas et fils, de Bédarieux, sollicitent l'autorisation de vendre au détail des eaux minérales dans leur magasin, situé dans cette localité, rue de la Fonderie.

Le Conseil cantonal d'hygiène a émis un avis favorable à cette demande, tout en faisant des réserves pour les eaux minérales de Pullna, Hunyadi Janos et Sedlitz, qui ne sauraient être vendues.

Le Conseil d'hygiène, adoptant l'opinion de la Com

mission cantonale, est d'avis d'accorder l'autorisation demandée par la dame veuve Mas et fils.

L'ordre du jour étant épuisé, la séance est levée.

CONSEIL D'HYGIÈNE

DE L'ARRONDISSEMENT DE LODÈVE

SÉANCE DU 19 AOUT 1892

Etaient présents : MM. Hugues, Sous-Préfet, *Président ;* Hugounenq, Phalippou, Refrégé, Rouquette et Orssaud.

Absents excusés : MM. Crouzet, Soudan, Kawalerski et Segondy.

Établissement d'une fabrique d'engrais animalisés à Lodève. — Le sieur Surret.

Le Conseil,

Vu la demande formée par le sieur Surret (Antoine), fabricant d'engrais, demeurant à Gignac, en vue d'établir une fabrique d'engrais animalisés dans la commune de Lodève, sur la parcelle n° 526, section E du plan cadastral, à 5 mètres environ de la route nationale n° 9, de Paris à Perpignan et en Espagne ;

Vu les nombreuses oppositions qui se sont produites ;

Vu l'avis de M. le Maire de Lodève, avis favorable à la création de l'établissement projeté, sous certaines réserves dont la principale est que ce dépôt de vidanges soit situé loin de la route;

Considérant qu'il s'est produit de nombreuses oppositions qui paraissent fondées quant à l'emplacement choisi par le sieur Surret;

Est d'avis qu'il y a lieu d'autoriser l'établissement projeté, sous la réserve que le sieur Surret devra se conformer à toutes les mesures d'hygiène qui pourront lui être prescrites par l'autorité supérieure et à la condition que cet établissement sera éloigné de la route.

Établissement d'une boyauderie à Lodève. Le sieur Collon.

Le Conseil,

Considérant que les oppositions qu'a rencontrées la demande du sieur Collon (Louis) en établissement d'une boyauderie ou plutôt d'une salaison de boyaux ne paraissent pas fondées;

Que le sieur Collon exploitait son industrie depuis sept ans sans avoir suscité aucune plainte;

Que les plaintes ne se sont produites que le jour où l'impétrant a voulu régulariser sa situation;

Est d'avis qu'il y a lieu d'autoriser le sieur Collon à établir une salaison de boyaux, dans la commune de Lodève, parcelle n° 159, section D du plan cadastral, sous la réserve que le pétitionnaire se conforme strictement aux prescriptions qui régissent l'ouverture d'établissements de ce genre et notamment aux prescriptions suivantes :

1° Cimentage avec pente nécessaire de la pièce où il fait ses opérations ;

2° Recouvrement des parois des murs de ladite pièce de briques vernissées jusqu'à la hauteur de 1 mètre au-dessus du niveau du sol ;

3° Lavages fréquents du sol et des murs ;

4° Interdiction de fondre des graisses ;

5° Interdiction absolue d'avoir un dépôt d'os, de graisses, de cornes ou autres abatis d'animaux ;

6° L'établissement devra être tenu dans un parfait état de propreté. Il sera pourvu, à cet effet, d'une prise d'eau suffisante ;

7° Interdiction de puisards ;

8° Construction d'un égout pour conduire les eaux de lavage dans la rivière de la Lergue.

Établissement d'une distillerie à Lodève. — La dame veuve Thalic et fils.

Le Conseil,

Considérant que M. le Maire et M. le Commissaire de police de Lodève ont émis un avis favorable à la demande présentée par Mme veuve Thalic et fils, en vue d'établir une distillerie d'alcools dans la maison veuve Combès, sise rue de la Broutarède, faubourg des Carmes, à Lodève.

Est d'avis qu'il y a lieu d'autoriser Mme veuve Thalic et fils, aux fins de leur demande, à la condition que les règlements sur la matière seront strictement appliqués et que, notamment les vinasses seront traitées par la chaux, avant d'être versées à la rivière par une canalisation parfaitement étanche.

Transfert d'une distillerie, à Paulhan. — Le sieur V. Poujol.

Le Conseil,

Considérant que la demande de M. V. Poujol, tendant à obtenir l'autorisation de transférer sa distillerie dans un local appartenant à Mme Léotard, situé audessus du chemin de la gare, et confrontant les propriétés Gelly, Bastide et Cambon, a reçu un avis favorable de l'autorité municipale de Paulhan.

Est d'avis d'autoriser le pétitionnaire aux fins de sa demande, à la condition par lui de se conformer aux prescriptions contenues dans l'acte primitif d'autorisation.

L'ordre du jour étant épuisé, la séance est levée.

CONSEIL D'HYGIÈNE

DE L'ARRONDISSEMENT DE SAINT-PONS

SÉANCE DU 28 MAI 1892

Étaient présents : MM. Bois, Sous-Préfet, *Président ;* Azaïs, Bourdel, Galinier, Salles, Sahuc et Trassy.

Absents : MM. Arcangel, Fabre et Granel.

Établissement d'un entrepôt d'engrais à Olonzac. Le sieur Barrié.

M. le Sous-Préfet a déposé sur le bureau le dossier de la demande formée par le sieur Barrié (Célestin), tendant à obtenir l'autorisation d'établir sur le territoire de la commune d'Olonzac un entrepôt d'engrais desséchés et désinfectés d'une quantité inférieure à 25,000 kilogrammes.

Le Conseil,

Considérant que, pendant l'enquête à laquelle il a été procédé, il ne s'est produit aucune observation ni réclamation de la part des habitants.

Considérant que l'établissement projeté se trouvera à une distance de 803 mètres d'Olonzac et de 1,127 mètres de Homps.

Est d'avis d'autoriser le sieur Barrié aux fins de sa demande.

L'ordre du jour étant épuisé, la séance est levée.

SÉANCE DU 2 DÉCEMBRE 1892

Etaient présents : MM. Bois, Sous-Préfet, *Président;* Bourdel, Galinier, Sahuc, Salles et Trassy.

Absents : MM. Azaïs, Arcangel, Fabre et Granel.

COMMUNE DE VILLESPASSANS

Translation du cimetière

M. le Sous-Préfet a soumis au Conseil le dossier concernant le projet de translation du cimetière de Villespassans.

Le Conseil,

Considérant que la translation du cimetière de Villespassans est reconnue d'une nécessité urgente au point de vue de l'hygiène et de la salubrité publique;

Considérant que le cimetière actuel est dans l'enceinte du village ; qu'il est insuffisant pour la population et que sa situation sur le roc ne permet pas le creusement des fosses à la profondeur réglementaire ;

Considérant que le nouveau projet n'a soulevé aucune réclamation au cours de l'enquête;

Que l'emplacement dont il a été fait choix est situé à une distance de 400 mètres environ du village ;

Que dès lors le projet réunit toutes les conditions désirables au point de vue de l'hygiène,

Est d'avis d'approuver le projet tel qu'il a été dressé.

L'ordre du jour étant épuisé, la séance est levée.

CONSEIL DÉPARTEMENTAL

D'HYGIÈNE PUBLIQUE ET DE SALUBRITÉ

SÉANCE DU 4 FÉVRIER 1892

Présidence de M. Charles Marais, Secrétaire général

Étaient présents : MM. Marais, Benoît, Blanc, Deandreis, Diacon, Glaize, Hamelin, Kiener, Léenhardt, Pezet, Pourquier, Thierry et Sallèles.

M. *Sallèles* donne lecture du procès-verbal de la dernière séance qui est adopté.

M. *Sallèles* informe le Conseil que, par arrêtés en date des 29 et 30 janvier 1892, M. le Préfet a maintenu dans leurs fonctions pour quatre ans MM. Benoît, Hamelin, Léenhardt, Glaize, Pourquier, Laissac et Deandreis, et nommé membres de cette assemblée M. Mairet, Doyen de la Faculté de médecine, en remplacement de M. Castan, décédé, et M. Kiener, Médecin principal de 1re classe, Directeur du service de santé de la 16e région.

M. *le Secrétaire général* se félicite d'avoir à installer dans leurs fonctions les membres du Conseil dont les pouvoirs ont été renouvelés et souhaite la bienvenue à M. le Professeur Kiener, dont la haute compétence fera le plus grand honneur au Conseil.

Établissement d'un entrepôt de pétrole à Béziers. Le sieur Médaille.

M. *Pezet* propose d'émettre un avis favorable sur la demande présentée par le sieur Médaille, en vue d'établir un entrepôt de pétrole de 2e classe sur le territoire de la commune de Béziers, section A, parcelle n° 46 P du plan cadastal, au ténement dit de l'Aiguillou.

Adopté.

Établissement d'appareils de réfrigération à Montpellier. — La Société frigorifique et glaces pures.

M. *Pourquier* donne lecture du rapport suivant :

M. Gros, administrateur de la Société frigorifique et glaces pures de Montpellier, demande l'autorisation de construire, sur les terrains longeant l'avenue du Stand (ancien jardin Moitessier), une usine pour la fabrication de la glace à rafraîchir, complétée par des chambres froides ou entrepôts frigorifiques, destinés à la conservation des viandes de boucherie et autres denrées alimentaires.

Cette fabrique comprendra :

Une machine à vapeur, la chaudière nécessaire et les appareils à glace du système Fixary qui n'emploie que l'ammoniaque, à l'exclusion totale de l'acide sulfureux ou tout autre corps analogue.

Depuis longtemps déjà, nous nous sommes occupés d'une façon toute spéciale de cette question, puisque, il y a quelques années, nous avons été le premier, à Montpellier, à signaler à la municipalité les avantages qui pouvaient résulter, pour la consommation publique, de la conservation des viandes dans des chambres dont la température ne dépasserait pas 2 ou 3 degrés au-dessus de zéro.

Si la congélation de la viande présente, dans certains cas, des avantages considérables, il n'en est pas moins vrai qu'un abaissement considérable de température au-dessous de zéro n'est pas nécessaire pour l'usage courant.

Une température de quelques degrés au-dessus de zéro est suffisante pour conserver à cet aliment toutes ses propriétés, même au bout de quatorze à quinze jours; la viande ainsi conservée garde non seulement sa teinte fraîche et naturelle, mais elle s'est considérablement améliorée : elle est tendre, plus sapide et, à mon avis, d'une digestion plus facile.

Les appareils à air froid ou frigorifères permettant de réaliser la production industrielle de l'air froid et sec avec économie, leurs applications viennent d'être l'objet d'une étude spéciale faite à Paris par une Commission nommée le 30 mai 1890 par M. le Ministre de la guerre et présidée par M. le général Delambre.

Les recherches patientes de la Commission ont

abouti à un rapport très élogieux adressé par M. de Freycinet à M. le Président de la République, demandant la création, à Paris et dans six places fortes, d'immenses chambres froides destinées à la conservation, par congélation, des viandes destinées à l'approvisionnement des troupes et des habitants en temps de guerre.

Les avantages des frigorifères sont donc indiscutables, aussi l'industrie privée a-t-elle depuis longtemps utilisé ces appareils. Le transport des viandes, la préservation des pêcheries, les brasseries, les malteries, les distilleries, les chocolateries, la ventilation et le rafraîchissement de tous les locaux, des théâtres et des salles de réunion, etc., sont rendues possibles grâce aux appareils frigorifiques.

L'administrateur de la Société frigorifique et glaces de Montpellier a adopté les machines Fixary. Dans ce système, le froid est produit par l'évaporation de l'ammoniaque. Une pompe de compression refoule le gaz ammoniaco-anhydre dans des serpentins placés dans un condensateur où il se liquéfie sous la pression d'une pompe et sous l'action de l'eau en circulation. Le gaz liquéfié est ramené dans un récipient d'où il est amené dans un robinet d'étendeur, d'où il passe à l'état gazeux dans les serpentins d'un congélateur en produisant un froid intense.

Ce froid que l'on obtient peut servir à la production d'air froid nécessaire aux chambres frigorifiques ou à la production de la glace.

Nous connaissons déjà les résultats obtenus à l'aide de l'air froid. Nous dirons un mot de la production de la glace telle que la Société de Montpellier se propose de l'obtenir.

L'eau qui doit servir à cette fabrication est l'eau de puits.

Cette eau, qui peut être souillée par de nombreuses infiltrations, est soumise au préalable à la distillation.

Cette opération néçessitait jusqu'à ce jour une telle dépense de combustible qui élevait tellement le prix de revient de la glace, que, malgré les avantages qui en résultent, bon nombre d'industriels ont dû renoncer à en faire usage.

M. de Stoppani a trouvé le moyen industriel de faire de la glace transparente et chimiquement pure par la distillation préalable de l'eau, sans aucune consommation de combustible, simplement en se servant de la vapeur des moteurs qui actionnent les machines à glace à compression. Avec ces appareils, on obtient une glace tout à fait transparente et surtout débarrassée des microorganismes que l'on trouve si souvent dans les glaces opaques obtenues par la congélation des eaux non distillées.

En résumé, la Société de Montpellier se propose :

1° De construire des chambres frigorifiques destinées à conserver les viandes, poissons, beurres et autres denrées alimentaires ;

2° De produire une glace transparente chimiquement pure et dépourvue de tous germes nuisibles ou non à la santé publique.

C'est vous dire, Messieurs, qu'on ne saurait trop encourager, surtout dans une ville du Midi, la création de cet établissement.

La réussite de cette industrie est intimement liée à la question de la boucherie, grosse question ! qui n'a pas été encore étudiée pratiquement et dont il n'y a pas lieu de s'occuper ici.

Nous sortirions de notre sujet si nous entrions dans ces détails d'une bonne alimentation, question si importante au point de vue de l'hygiène publique.

Nous ne voyons guère quelles sont les causes d'insalubrité qui peuvent résulter d'un établissement frigorifique système Fixary.

J'ai donc l'honneur, Messieurs, de vous proposer de vouloir bien émettre un avis favorable sur la demande présentée par M. Gros, administrateur de la Société frigorifique et glaces pures de Montpellier, sous les réserves suivantes :

1° Création de cheminées fumivores ;

2° Construction d'une cheminée ayant une hauteur de 30 mètres pour une force motrice de 30 chevaux, de 35 mètres pour une force triple ;

3° Tenir les chambres frigorifiques dans un grand état de propreté ;

4° Enlèvement quotidien des résidus qui pourraient se produire ;

5° En outre, toutes les eaux employées à la fabrication de la glace seront distillées.

Établissement d'une porcherie et de trois vacheries à Montpellier.

M. *Pourquier* propose au Conseil d'émettre des avis favorables sur les demandes présentées :

1° Par le sieur Ardourel (Auguste), en vue d'établir une porcherie à Castelnau-le-Lez, section D, parcelle n° 1297 du plan cadastral ;

2° Par le sieur Astruc (Benoît), en vue d'établir une vacherie à Montpellier, faubourg Figuerolles, impasse Gayraud, maison veuve Causse ;

3° Par le sieur Favre, en vue d'établir une vacherie à Montpellier, rue Dessalle-Possel, n° 16 ;

4° Par le sieur Castel, en vue d'établir une vacherie à Montpellier, avenue de Toulouse.

Adopté.

COMMUNES DE CLARET, D'AUTIGNAC ET DE SERVIAN

Agrandissement des cimetières

M. *Blanc* propose au Conseil d'émettre des avis favorables sur les projets présentés par les Conseils municipaux des communes de Claret, Autignac et

Servian, en vue de l'agrandissement de leur cimetière.

Adopté.

COMMUNE DE SAUSSAN

Fontaine publique

M. *Diacon* n'a pu trouver, dans le dossier d'établissement d'une fontaine publique à Saussan, les éléments suffisants pour lui permettre de proposer au Conseil de statuer sur cette affaire. Il conclut, en conséquence, à ce qu'il soit procédé à une nouvelle analyse des eaux dans les conditions prescrites par les instructions ministérielles.

Adopté.

Établissement d'un atelier d'équarrissage et d'une fabrique d'engrais à Marseillan.— Le sieur Borsero.

M. *Hamelin* également ne peut formuler une proposition en ce qui concerne l'atelier d'équarrissage et la fabrique d'engrais animalisés que le sieur Borsero se propose d'établir à Marseillan, et demande que le pétitionnaire soit invité à faire connaître les conditions dans lesquelles il opérera l'équarrissage des animaux et les procédés qu'il compte employer pour la fabrication des engrais.

Adopté.

Établissement d'un séchoir de lies de vin à Montpellier. — Le sieur Lacan.

M. *Hamelin* propose au Conseil d'émettre un avis favorable sur la demande présentée par le sieur Lacan (Gustave), en vue d'établir un séchoir de lies de vin sur le territoire de la ville de Montpellier, rue Brueys, n° 5, sous réserve des conditions suivantes :

1° Élever la cheminée de la chaudière à 10 mètres au-dessus de la toiture ;

2° Fermer hermétiquement les ouvertures extérieures des magasins, surtout pendant la trituration et la manipulation des lies desséchées ;

3° Pour ne pas exposer les ouvriers à la respiration des poussières plus ou moins épaisses, pratiquer au moins une cheminée d'aération, aboutissant à la cheminée de la chaudière ;

4° Évacuer les eaux de vidange directement à l'égout et non par la rue.

C'est à tort, en effet, que les règlements qui classent cette industrie dans la 2e catégorie ne font mention que des odeurs : les poussières dégagées sont encore plus préjudiciables que les odeurs, qui ne sont que désagréables pour le voisinage.

Adopté.

HYGIÈNE ALIMENTAIRE

Coloration des viandes

M. *Diacon* fait connaître au Conseil qu'il a constaté que des viandes sont livrées à la consommation après avoir subi une préparation ayant pour effet de les colorer. Il demande à M. Pourquier, en sa qualité d'Inspecteur des services alimentaires de la ville de Montpellier, s'il pourrait fournir quelques renseignements à ce sujet et faire connaître notamment quelle est la substance et quels sont les procédés employés.

M. Pourquier ne connaît pas les procédés employés pour obtenir la teinture des viandes, il doute que cette opération soit pratiquée à Montpellier et explique de quelle façon les animaux destinés à la consommation publique sont examinés et vérifiés à l'abattoir. Il ajoute qu'il fournira, à la prochaine séance du Conseil, des renseignements précis au sujet de la question posée par M. Diacon.

Dépôts de linge sale

M. le Secrétaire général donne lecture de la circulaire ministérielle ci-après :

« Paris, 27 octobre 1891.

» Monsieur le Préfet, mon attention a été appelée sur les dangers que peuvent présenter, pour le voisinage, les dépôts de linge sale à destination des buanderies, ainsi que sur l'utilité qu'il y aurait de classer ces dépôts au nombre des établissements dangereux, insalubres ou incommodes.

» Afin de pouvoir examiner cette question, j'aurais intérêt à connaître, d'une manière précise, le nombre des dépôts de ce genre qui existent dans votre département, leur nature et leur importance, les endroits où ils sont établis, leur situation par rapport aux habitations voisines, les dangers qu'ils peuvent présenter au point de vue de la salubrité, etc. Je vous serai, en conséquence, obligé de me transmettre ces renseignements en y joignant l'avis du Conseil d'hygiène de votre département et votre avis personnel au sujet du projet de classement dont je suis saisi.

» Recevez, etc.

» **Le Ministre du Commerce, de l'Industrie et des Colonies,**

» Jules ROCHE. »

Après un échange d'observations entre les divers membres du Conseil, sur les inconvénients graves qui peuvent résulter pour la santé publique, des dépôts de linge sale à destination des buanderies, le Conseil estime qu'il y a lieu de ranger ces dépôts dans la 1re classe des établissements dangereux, insalubres ou incommodes.

L'ordre du jour étant épuisé, la séance est levée.

SÉANCE DU 27 OCTOBRE 1892

Présidence de M. Christian, Préfet de l'Hérault

Étaient présents : MM. Christian, *Président* ; Baumel, Benoît, Diacon, Kiener, Laissac, Marès, Pezet, Pourquier, Thierry et Sallèles.

Absents excusés : MM. Blanc, Glaize et Mairet.

La séance est ouverte à deux heures.

M. *Sallèles* donne lecture du procès-verbal de la dernière séance qui est adopté.

Nomination de membres

M. *Sallèles* donne lecture d'un arrêté préfectoral, en date du 31 mai 1892, par lequel MM. Baumel et Gilis, professeurs agrégés à la Faculté de médecine, ont été nommés membres du Conseil départemental d'hygiène, en remplacement de MM. Bertin-Sans et Mossé, démissionnaires.

M. *le Préfet* est heureux d'installer, dans leurs fonctions, MM. Baumel et Gilis, dont la compétence et le dévouement seront très précieux pour le Conseil.

L'ordre du jour appelle l'élection d'un vice-président et d'un secrétaire, en remplacement de M. Bertin-Sans, démissionnaire, et de M. Hamelin, dont les pouvoirs sont expirés.

Sur la demande de plusieurs membres, cette opération est fixée à la fin de la séance.

COMMUNE DE ROQUESSELS

Construction d'une maison d'école mixte

M. *Baumel* donne lecture du rapport suivant :

On m'a fait l'honneur de me charger, pour le soumettre à votre décision, d'un rapport relatif au projet de construction d'une maison d'école mixte dans la commune de Roquessels.

On utiliserait, à cet effet, une partie des constructions déjà faites en vue d'une église restée inachevée.

Un premier point frappe tout d'abord, lorsqu'on jette un coup d'œil sur le plan de cette école projetée. C'est le voisinage de la *citerne* et des *lieux d'aisance*, dont la proximité entraînerait nécessairement des filtrations susceptibles de rendre malsaine et dangereuse l'eau de boisson. Aussi ne doit-on pas s'étonner que la Commission des bâtiments civils (séance du 18 octobre 1891) ait demandé le déplacement des lieux d'aisance. Ceux-ci, ainsi que le préau couvert, devraient être portés, d'après elle, le long du chemin de Laurens à Roquessels.

Je demande au Conseil d'hygiène de vouloir bien exprimer un vœu favorable à ce déplacement qui paraît de nature à s'imposer.

Après avoir considéré la classe elle-même au point de vue hygiénique, je tâcherai de préciser l'endroit qui me paraît le plus apte à leur être affecté.

Comme surface (49mc. 92) et comme capacité (199mc. 68), étant donné le nombre probable d'élèves (14 d'après le rapport de M. l'Inspecteur d'académie en date du 20 octobre 1890), la classe répond, et au delà, aux exigences de l'hygiène scolaire moderne.

Le mode d'éclairage mérite toutefois, Messieurs, d'attirer un instant votre attention. Il serait, en effet, *trilatéral.*

L'éclairage antérieur étant rejeté par tous les hygiénistes, l'éclairage postérieur projetant des ombres sur la table de travail et devant être, pour ce motif, laissé de côté, reste la question à résoudre de l'éclairage *uni* ou *bilatéral*, en ce qui concerne la future école.

Les trois façades susceptibles d'être éclairées regardent le N.-E., le S.-E. et le N.-O.

Ces deux dernières peuvent recevoir directement les rayons solaires, l'une le matin, l'autre le soir, d'où *inégalité* de l'éclairage, *alternativement droit et gauche*, ce qui serait une condition fâcheuse, dont le maximum serait atteint, quand prédominerait ce dernier.

On doit, en effet, rechercher, autant que possible, l'*égalité* de la lumière, ce qui fait toujours préférer l'exposition franche vers le nord.

Je propose donc au Conseil de se prononcer en faveur de l'éclairage *unilatéral* à exposition N.-E., à condition toutefois que la surface de cet éclairage égale *au moins le quart* de la surface du plancher, c'est-à-dire *12 mètres cubes au minimum*, et que la hauteur de l'appui des fenêtres soit de 75 à 80 centimètres celles-ci conservant la longueur projetée, c'est-à-dire $2^m,50$.

Eu égard à la ventilation, on remplacerait les deux fenêtres de la façade N.-O. par une porte pleine et médiane, on substituerait à celles de la façade S.-E. une baie fermée pendant les classes par des volets opaques.

Cette porte et cette baie ainsi que la surface éclairante, ouvertes pendant les récréations, rendraient facile la pénétration dans la classe, non seulement de l'air, mais même du soleil, ce qui n'est pas à dédaigner au point de vue hygiénique.

La surface éclairante pourrait être constituée par une porte vitrée, médiane, donnant accès sur la cour et par deux fenêtres latérales gemellées.

Les deux fenêtres supprimées, l'une sur la façade N.-O., l'autre sur la façade S.-E , seraient ainsi simplement reportées sur la façade N.-E., et, comme chacune d'elles a 3 mètres cubes de surface, il serait facile d'obtenir la surface d'éclairage demandée, c'est-à-dire 12 mètres cubes *au minimum*.

L'éclairage *unilatéral* et *gauche*, N.-E., nous paraît d'autant plus devoir s'imposer, dans l'espèce, que, en dehors des raisons données ci-dessus, l'éclairage N.-O. semble devoir être rendu encore plus défectueux par la proximité du mur situé sur la route de Laurens, à une distance de 3 mètres seulement.

Cette première modification en entraînerait peut-être une seconde, au point de vue architectural, en ce qui concerne les fenêtres de l'étage supérieur, ce qui n'aurait pas, à mon humble avis, grand inconvénient, vu que la salle à manger du maître a trois fenêtres et que deux des chambres en ont deux autres. On pourrait donc en supprimer *au moins une sur chaque façade* N.-O. et S.-E. La chose ne souffre aucune difficulté du côté de la première; pour la seconde, elle entraînerait un *simple déplacement de cloisons.*

Quant au mobilier scolaire proposé, il me paraît répondre aux conditions hygiéniques requises. Il serait bon toutefois de fournir au moins deux, sinon trois modèles, *de dimensions différentes,* en raison de l'âge différent des élèves qui fréquentent l'école. Le chauffage, à l'aide d'un calorifère central, me paraît bon.

Étant donné que les vents dominants du pays sont, d'après le rapport de M. l'Architecte et le devis descriptif, ceux du N.-O. et du S.-E., je proposerais que les privés fussent portés *dans l'angle* formé par les murs de la route de Laurens et du chemin de la Carreyre, *les portes regardant la classe.* Cela aurait le double avantage de les placer sous la surveillance *constante* du maître (qui, à la faveur de l'éclairage unilatéral N.-E., situé à sa droite, les aurait sous les yeux d'une manière continue) et de préserver la cour des odeurs et émanations malsaines que les vents dominants entraîneraient *toujours* loin d'elle et de l'école. Il n'en serait point ainsi, si on leur affectait tout autre emplacement.

Le préau couvert serait porté le long du chemin de Laurens, entre l'école et les privés, à égale distance de l'une et des autres, pour permettre aux élèves de passer facilement et sans trop se mouiller en temps de pluie, de l'école sous le préau, de celui-ci aux lieux d'aisance.

L'économie réalisée par la suppression des deux fenêtres sus-mentionnées permettrait à la commune de prolonger le préau de quelque longueur et de diminuer, par suite, les distances séparant la classe du préau et celui-ci des privés ; cela aurait pour avantages d'agrandir la surface de jour pendant le mauvais temps et d'empêcher les élèves d'être mouillés par la pluie.

Tels sont, Messieurs, les vœux que je prie le Conseil de vouloir bien émettre, relativement au projet de construction d'une école mixte dans la commune de Roquessels :

1° *Éclairage unilatéral et gauche*, sur *la façade N.-E.*, qui regarde directement la cour ;

2° Transport des *lieux d'aisance* dans l'angle formé par les chemins de Laurens et de la Carreyre ;

3° Transport du *préau* couvert contre le mur qui longe le premier de ces chemins et à égale distance de l'école d'une part, des privés de l'autre.

Les conclusions de ce rapport, appuyées par M. Benoît, sont adoptées par le Conseil.

COMMUNE DE SAUSSAN

Fontaine publique

M. *Diacon* propose d'émettre un avis favorable sur le projet présenté par la commune de Saussan, en vue de la construction d'un puits et de l'établissement d'une fontaine publique sur la place du village, sous réserves : 1° que l'intérieur du puits sera cimenté pour éviter les infiltrations provenant de l'urine des animaux conduits à l'abreuvoir ; 2° que la largeur du trottoir sera augmentée de 2m,50, au moins, afin que les eaux sales ne puissent se déverser dans le puits et soient rejetées plus loin.

Adopté.

M. *Sallèles*, au nom de M. Glaize, empêché d'assister à la séance, donne lecture des rapports suivants :

1° Établissement d'un dépôt de peaux fraîches avec atelier de salaisons d'icelles. — Les sieurs Nel frères, à Beziers.

L'établissement de MM. Nel frères, où les peaux fraîches sont préparées pour l'industrie de la tannerie, est située au milieu d'un quartier populeux n° 1038 (×) du plan annexé au dossier. On comprend combien les émanations auxquelles donne naissance la prépation des peaux fraîches peut présenter d'inconvénients. L'enquête est contradictoire, mais nous devons rappeler au Conseil un précédent qui pourra l'éclairer pour la solution à prendre. L'année dernière (ou l'année précédente), le sieur Siau ayant formé une demande pour *le salage des cuirs* seulement, et non pour la vente des peaux de mouton sèches, vous avez cru devoir, en présence d'une enquête contradictoire, nommer une commission qui prescrivit certains travaux à faire à l'immeuble du sieur Siau, avant que l'avis favorable fût donné.

Dans l'affaire actuelle, aucun plan des locaux n'est fourni ; il y aurait lieu d'en exiger un complet, afin de pouvoir ordonner, en connaissance de cause, les travaux prescrits par les nécessités de l'hygiène.

A ces fins, nous proposons le renvoi de la solution à donner à l'affaire, jusqu'à ce qu'un plan complet ait été joint au dossier.

Adopté.

2° Établissement d'un entrepôt de fromages à Montpellier. — Le sieur Martin.

Le sieur Martin sollicite l'autorisation d'établir un entrepôt de fromages, sur le territoire de la ville de Montpellier, passage des postes.

Les précautions nécessaires pour faire disparaître les inconvénients d'un entrepôt de cette nature ont été prises par le sieur Martin, comme le constate le rapport de M. le Commissaire de police. Il existe d'ailleurs, dans le même passage, un autre entrepôt qui n'a donné lieu à aucune plainte. Nous croyons qu'il y a lieu de donner un avis favorable.

Adopté.

3° Moulin à huile à Villeveyrac. — Le sieur Fichou

J'ai l'honneur de proposer au Conseil de donner un avis favorable au projet présenté par le sieur Fichou, en vue d'obtenir l'autorisation d'exploiter le moulin à huile qu'il possède à Villeveyrac. Aucune opposition n'a été formulée au cours de l'enquête à laquelle il a été procédé.

Adopté.

4° Halle aux Colonnes de Montpellier. — Plainte des propriétaires voisins.

MESSIEURS,

J'ai reçu de M. le Préfet de l'Hérault la mission de vérifier l'exactitude des faits contenus dans une plainte adressée à ce magistrat et au Conseil départemental d'hygiène, par des propriétaires voisins du Marché dit la Halle aux Colonnes.

Je me suis rendu à diverses reprises dans cette halle, qu'il est facile d'ailleurs de traverser sans éveiller l'attention des marchands qui l'occupent, et j'ai pu constater que les faits sur lesquels repose la pétition des propriétaires voisins sont pour la plus grande partie exacts. L'agglomération, dans des locaux peu aérés, de boutiques de boucherie étroites et ne laissant pas libres des espaces suffisants pour les soins d'hygiène et de propreté, quelle que soit la bonne volonté des occupants, présente, pour la santé publique, un véritable danger en créant un milieu propre à la propagation des maladies épidémiques, milieu fréquenté par une portion considérable de la population.

Ceci se réfère à la portion de la Halle qui a sa façade sur la rue Aiguillerie. Quant à la partie la plus considérable qui est entourée par les rues Collot, des États-du-Languedoc et de la Loge, elle laisse non moins à désirer sous le rapport de l'aération, surtout à cause des tentes et marquises qui arrêtent en partie l'air circulant, rendu plus rare par le peu de hauteur du plafond. Là les étaux ne permettent pas le lavage du plancher sur lequel ils reposent, parce que leur fond inférieur est trop rapproché du sol ; des colonnes portent extérieurement des viandes mises en vente, ce qui n'est point fait pour assainir l'air qui, en circulant, est mis en contact sur toute la hauteur de ces colonnes avec la marchandise exposée. Les étaux donnant sur la rue où se débite la volaille, exhalent une odeur redoutée des passants, et qu'il suffit d'avoir eu à braver quelquefois pour comprendre les légitimes plaintes des voisins.

Nous n'avons pas sous les yeux l'arrêté municipal visé par les pétitionnaires ; le Conseil prendra, avant de décider si cet arrêté est ou non violé, telle mesure qu'il jugera convenable. Mais nous concluons formellement dans le sens des observations qui ont été soumises à deux reprises au Conseil en 1887 (Rapport, p. 177) et en 1888 (Rapport, p. 99) ; espérant que la municipalité, dont nous connaissons toute la sollicitude pour la santé publique, voudra bien prendre les vœux du Conseil en sérieuse considération ;

Après les explications de M. Pezet, qui fait connaître au Conseil que l'administration municipale s'occupe de cette question et les observations de M. le Président, de MM. Benoît, Marès et Pourquier, le Conseil, à l'unanimité, adopte les propositions de M. le rapporteur et demande à M. le Préfet de transmettre cette affaire à M. le Maire de Montpellier, en l'invitant à étudier, à bref délai, les voies et moyens propres à donner satisfaction aux protestataires, dans l'intérêt de la salubrité publique.

Établissement d'ateliers de salaisons à Cette.
Les sieurs Tudesq, Joly et Figari.

M. *Pezet*, chargé d'examiner les dossiers des demandes présentées par les sieurs Tudesq, Joly et Figari, en vue d'obtenir l'autorisation d'établir des ateliers de salaisons sur le territoire de la ville de Cette, ne peut formuler de propositions et estime qu'il serait nécessaire de procéder à une visite des lieux.

Il demande, en conséquence, au Conseil de nommer une Commission à cet effet.

MM. Pezet et Pourquier sont délégués.

Établissement d'une fabrique d'engrais animalisés à Lodève. — Le sieur Surret.

M. *Pezet* propose d'émettre un avis défavorable sur la demande formée par le sieur Surret, en vue d'établir une fabrique d'engrais animalisés sur le territoire de la commune de Lodève, parcelle n° 526 de la section E du plan cadastral.

L'établissement du sieur Surret, installé sans autorisation préalable, a motivé de nombreuses plaintes et se trouve beaucoup trop rapproché de la grande route de Montpellier.

Adopté.

COMMUNE DE MARSEILLAN

Construction d'un abattoir public

Sur la proposition de M. *Pourquier*, le Conseil émet un avis favorable sur le projet d'établissement d'un abattoir public à Marseillan.

Établissement d'une boyauderie, d'une tuerie d'animaux de boucherie, de porcheries et de vacheries.

M. *Pourquier* donne lecture d'une série de rapports et propose au Conseil d'émettre des avis favorables, sous réserves des conditions d'usage, sur les demandes présentées :

1° Par le sieur Collon, en vue d'établir une boyauderie, à Lodève, parcelle n° 159 de la section D du plan cadastral ;

2° Par le sieur Giscard, en vue d'établir une tuerie d'animaux de boucherie, à Sérignan ;

3° Par les sieurs Beulaygue et Pasturel, en vue d'établir deux porcheries à Cette ;

4° Par les sieurs Favre, Baffié, Pitot et Cuminal, en vue d'établir quatre vacheries à Montpellier ;

5° Par les sieurs Carrel, Calvet, Rullier et Meynier, en vue d'établir quatre vacheries à Cette.

Adopté.

Établissement d'un entrepôt d'animaux de boucherie. — Le sieur Fraisse.

M. *Pourquier* propose, en outre, d'émettre un avis défavorable sur la demande présentée par le sieur Fraisse, à l'effet d'être autorisé à établir un entrepôt d'animaux de boucherie sur le territoire de la commune de Béziers, parcelle n° 448 de la section H du plan cadastral, au ténement dit « du Rouat. »

Cet établissement n'est, à proprement parler, qu'une porcherie qui a été installée sans autorisation préalable, au milieu d'un quartier populeux et qui a motivé d'énergiques et nombreuses oppositions. Il est établi dans des conditions très défectueuses.

Adopté.

M. *le Président* donne lecture des rapports suivants, au nom de M. Blanc, empêché :

COMMUNE DE VILLENEUVE-LÈS-BÉZIERS

Agrandissement du Cimetière

Le projet présenté a pour but l'agrandissement du cimetière de Villeneuve-lès-Béziers.

Le cimetière est situé à 600 mètres de l'agglomération et à 200 mètres du canal du Midi, dont les eaux ne servent pas, d'ailleurs, à l'alimentation des populations de cette région. Son sol est favorable aux sépultures et il en est de même du terrain qu'on propose de lui annexer.

Dans ces conditions, nous avons l'honneur de proposer au Conseil d'émettre, ainsi que le Conseil d'hygiène de l'arrondissement, un avis favorable au projet.

Adopté.

COMMUNE DE COULOBRES

Translation du Cimetière

Le Conseil municipal de Coulobres présente un projet tendant à la suppression du cimetière actuel, dont la position est mauvaise et la superficie insuffisante, et à son remplacement par un nouveau champ de repos, qui serait créé sur la parcelle n° 400 de la section A du plan cadastral de la commune.

L'emplacement sur lequel on voudrait établir le nouveau cimetière, est situé au nord du village, à 100 mètres de distance des dernières maisons ; son sol, suffisamment perméable pour qu'on y puisse creuser des fosses de 2 mètres de profondeur, présente une pente dans le sens opposé à celui du village. Sa superficie est de près de quatorze ares, c'est-à-dire largement suffisante pour une population de 160 habitants où les décès ont été, en moyenne, pendant les cinq dernières années, de 3 par an seulement.

Le terrain choisi présente donc toutes les conditions voulues pour y établir un champ de repos.

Soumis à l'enquête, ce projet n'a donné lieu à aucune observation de la part des intéressés et le Conseil d'hygiène de l'arrondissement en a approuvé les dispositions.

Nous avons l'honneur de proposer au Conseil central d'hygiène de vouloir bien émettre également un avis favorable sur ce projet.

Adopté.

Établissement d'un dépôt d'eaux minérales. — La dame veuve Mas et fils.

M. *Sallèles* donne lecture du rapport suivant :

Aux termes de la circulaire ministérielle du 26 avril 1861 sur l'application du décret du 13 du même mois, modifiant celui du 25 mars 1852 sur la décentralisation administrative, vous devez être consultés sur la convenance du local où sont établis des dépôts d'eaux minérales.

La dame veuve Mas et fils, droguistes, à Bédarieux, ont sollicité l'autorisation d'établir un dépôt d'eaux minérales dans leur magasin, rue de la Fontaine.

Ce dépôt contiendra des eaux de Vichy, Vals, Andabre, Saint-Julien, Lavernière, etc., et sera installé sur une étagère spéciale dans le magasin et dans un dessous d'escalier.

La Commission cantonale d'hygiène de Béziers, a proposé d'accueillir cette demande, en spécifiant que les eaux de Pullna, Hunyadi Janos et Sedlitz, ne seront pas vendues. Le Conseil d'hygiène de l'arrondissement a adopté cet avis.

J'ai l'honneur de vous proposer, Messieurs, d'émettre un avis favorable sur cette demande.

Adopté.

Tueries d'animaux de boucherie à Sérignan

M. *Sallèles* propose au Conseil de vouloir bien, adoptant l'avis du Conseil d'hygiène de Béziers, émettre des avis défavorables sur les demandes présentées par les sieurs Fauré, Massals, Pouzaire, Ouillié et la dame veuve Massabiaux, en vue d'être autorisés à établir des tueries d'animaux de boucherie à Sérignan.

Adopté.

Vacherie. — Le sieur Combettes

M. *Sallèles* informe le Conseil que le dossier de l'enquête prescrite par M. le Préfet, au sujet de la demande formée par le sieur Combettes, en vue d'établir une vacherie à Montpellier, rue du Courreau, n° 6, est parvenu, ce matin même à la Préfecture, trop tard pour être utilement envoyé à M. Pourquier.

Il a donc examiné cette demande, qui est l'objet d'un avis favorable de la part de M. le Maire de Montpellier, et il propose, en conséquence, au Conseil, de vouloir bien adopter cet avis.

M. *Pourquier* déclare qu'il a été appelé à visiter les lieux et il estime qu'une vacherie peut y être établie dans d'excellentes conditions.

Il appuie, par conséquent, la proposition de M. *Sallèles* qui est adoptée.

Élection d'un Vice-Président et d'un Secrétaire

M. *le Président* invite le Conseil à procéder à l'élection d'un vice-président et d'un secrétaire.

Les bulletins de vote recueillis, M. le Préfet procède au dépouillement et proclame les résultats suivants :

Bulletins déposés	10
Majorité absolue	6

Élection du Vice-Président

MM.	Mairet	3 suffrages
	Kiener	2 —
	Diacon	2 —
	Benoît	1 —
	Marès.	1 —
	Hamelin.	1 —

Élection du Secrétaire

MM.	Hamelin.	9 suffrages
	Baumel	1 —

En conséquence, aucun des membres désignés pour la vice-présidence n'ayant obtenu un nombre de suffrages suffisant, il sera procédé à un deuxième tour de scrutin.

M. Hamelin, ayant obtenu 9 suffrages, est proclamé secrétaire.

Deuxième tour de scrutin

Le dépouillement donne les résultats suivants :

MM. Kiener	. . . .	5 suffrages
Mairet	. . . .	3 —
Benoît	. . . .	2 —

M. Kiener est proclamé vice-président.

M. *Kiener* remercie le Conseil de l'honneur qu'il vient do lui faire, mais déclare ne pouvoir l'accepter, en raison du rôle spécial qu'il est appelé à remplir dans cette assemblée dont il ne fait partie qu'à titre consultatif.

Il est alors procédé à un troisième tour de scrutin qui donne les résultats ci-après :

MM. Mairet	. . . .	5 suffrages
Benoît	. . . .	3 —
Kiener	. . . .	1 —
Hamelin	. . . .	1 —

En conséquence, M. Mairet, doyen de la Faculté de médecine, est proclamé vice-président.

L'ordre du jour étant épuisé, la séance est levée.

SEANCE DU 29 DÉCEMBRE 1992

Présidence de M. Charles Marais, secrétaire général

Présents : MM. Marais, Baumel, Benoît, Blanc, Diacon, Gay, Gilis, Glaize, Hamelin, Leenhardt, Marès, Parlier, Pourquier, Thierry et Sallèles.

Absent excusé : M. Mairet.

M. *Sallèles* donne lecture du procès-verbal de la dernière séance qui est adopté.

M. *le Président* installe dans ses fonctions M. Gay, professeur agrégé à l'École supérieure de pharmacie, qui a été nommé membre du Conseil départemental d'hygiène publique et de salubrité par arrêté préfectoral du 16 novembre dernier.

Établissement d'un atelier d'équarrissage et d'une fabrique d'engrais. — Le sieur Borsero.

M. *Hamelin* propose au Conseil d'émettre un avis favorable sur la demande présentée par le sieur Borsero, en vue d'établir un atelier d'équarrissage et une fabrique d'engrais sur le territoire de la commune de Marseillan, section C, parcelle n° 346 du plan cadastral, sous réserves des conditions générales imposées aux industries de ce genre et notamment le dallage et le cimentage des ateliers ; la fermeture de l'abattoir et l'observation rigoureuse des prescriptions utiles pour le transport des animaux atteints de maladies contagieuses, ainsi que la destruction des peaux et déchets de ces animaux.

Adopté.

COMMUNE DE SAINT-GENIÈS

Alimentation d'eau

M. *Baumel* donne lecture du rapport suivant :

Le village de Saint-Geniès-des-Mourgues, dont la population agglomérée est de 750 habitants, ne possède actuellement, pour son alimentation en eau potable, qu'un puits situé à 300 mètres des dernières maisons, dont le débit n'est que de 6 mètres cubes par jour, et des citernes construites par certains propriétaires dans leurs maisons.

La municipalité émue, à juste titre, d'une situation aussi fâcheuse, a fait creuser un puits qui, alimenté par une source, est capable de fournir 53 litres par habitant et par jour (rapport de M. l'Architecte), chiffre qui pourrait cependant descendre à 36 (rapport de M. l'Ingénieur ordinaire).

La pompe, aspirante et foulante, doit, en effet, être actionnée par un moulin à vent. Son débit variera donc suivant l'état anémométrique du moment.

On a corrigé, en partie, cet inconvénient par la construction projetée d'un triple réservoir, dont les compartiments pourront être, au besoin, rendus indépendants les uns des autres, et permettre, de cette façon, le nettoyage ou la réparation d'un ou de plusieurs d'entre eux sans que, pour cela, l'eau cesse d'arriver au village.

Le puits de captation, des eaux que l'on veut utiliser, est situé au nord de Saint-Geniès, en contre-bas de celui-ci, sur les bords du ruisseau du Bérange dont le lit est sec en été.

Ce puits a une profondeur de 8m,80, au moins à partir du dessus de la margelle, et 3 mètres de diamètre. La hauteur ordinaire des eaux serait de 6 mètres, ce qui correspond à 42,390 litres.

D'un côté (au sud du puits) se trouve, au-dessus de la source, Saint-Geniès et son cimetière, à une distance minima de 150 mètres pour les dernières maisons.

De l'autre côté (au nord du puits et tout à fait à proximité des lieux) existent des terres labourables (vignes) qui le dominent légèrement.

Entre le fond de ce puits à utiliser et celui du réservoir projeté, il y a une différence de niveau de 22m,46, hauteur à laquelle on devra élever l'eau pour la déverser dans le triple réservoir et la distribuer ensuite, par une canalisation en fonte et suivant la pente naturelle du sol, à huit bornes-fontaines, échelonnées sur toute l'étendue du village et dont deux (les nos 1 et 6 du plan) auront, à côté d'elles, un abreuvoir.

Les réponses au questionnaire n'indiquent l'existence d'aucune épidémie antérieure dans l'endroit.

Il résulte de l'analyse chimique, faite à l'École supérieure de pharmacie, que cette eau, dont le degré hydrotimétrique total est de 23°7 et après ébullition de 4°25, est suffisamment aérée et qu'elle renferme les éléments minéraux qui doivent se trouver dans une eau potable; enfin que le résidu fixe n'est pas très élevé, que la quantité de matières organiques est excessivement faible, mais que, par contre, on y trouve des *nitrates* donnant la proportion de 1 milligr. 50 d'acide nitrique par litre.

Enfin, l'analyse bactériologique, faite à la Faculté de médecine, nous apprend que cette eau contient, par centimètre cube, 1,400 microbes non pathogènes. Ces microbes sont des saprophytes, dont huit espèces (un bacille, six micrococci et un cladothrix) ont été isolées. Ce dernier même (*cladothrix dichotoma*) serait fort peu abondant.

Il résulte de tout ce qui précède que cette eau, de valeur médiocre, et d'abondance relativement faible, dont la température est de 14°, celle de l'air ambiant étant de 14°5, peut cependant, faute de mieux, être utilisée comme eau potable.

Telle est la conclusion à laquelle on est tout naturellement amené et que je propose au Conseil d'hygiène de bien vouloir adopter.

Le Conseil partage cet avis.

Établissement d'un dépôt d'engrais préparés, desséchés et désinfectés en magasin couvert, d'une fabrique d'engrais animalisés et d'un atelier d'équarrissage. — Le sieur Sache.

M. Gilis donne lecture du rapport suivant, qui est adopté.

Le sieur Sache demande deux autorisations :

1° Établir un dépôt d'engrais préparés, desséchés et désinfectés, en magasin couvert, inférieur à 25,000 kilogrammes sur le territoire de la commune de Frontignan;

2° Établir une fabrique d'engrais animalisés et un atelier d'équarrissage sur le territoire de la même commune.

Le pétitionnaire est spécialement attaché au service d'équarrissage de la ville de Cette. Aussi, si sa demande est appuyée par les autorités de Cette, la plupart des habitants de Frontignan protestent énergiquement.

Relativement à la première demande, nous désirerions savoir, avant de nous prononcer définitivement :

1° Quel est l'engrais qu'il veut placer dans son dépôt ;

2° Quelle est son origine, sa provenance, avec quoi il est fabriqué ;

3° Quel est son lieu de fabrication.

Pour la seconde demande, étant donnée l'insuffisance des détails techniques, les nombreuses protestations faites, nous avons aussi besoin d'un supplément de renseignements :

1° Le plan des constructions composant le clos d'équarrissage ;

2° Des indications sur les procédés employés pour préparer les fumiers ;

3° Des indications sur la façon de traiter les bêtes mortes ;

4° Nous tenons enfin à savoir si les animaux seront simplement enfouis dans le sol ou jetés dans des fosses étanches, à parois cimentées et fermées à l'aide d'un couvercle en fer.

Établissement d'une usine pour la fabrication des acides sulfuriques à divers degrés et nitrique, des engrais chimiques et des sulfates de fer et de cuivre. — La Société des manufactures des glaces et produits-chimiques de Saint-Gobain, Chauny et Cirey.

M. *Marès*, chargé d'examiner la demande présentée par la Société des manufactures des glaces et produits chimiques de Saint-Gobain, Chauny et Cirey, en vue d'être autorisée à établir une usine pour la fabrication des acides sulfurique à divers degrés et nitrique, des engrais chimiques et des sulfates de fer et de cuivre, sur le territoire de la commune de Balaruc-les-Bains, section B, parcelle n° 637 du plan cadastral, présente le rapport suivant :

La demande d'autorisation déposée par M. Lequin, directeur des fabrications des produits chimiques de la Société des Manufactures des glaces et produits chimiques de Saint-Gobain, Chauny et Cirey, a pour but d'établir, dans la commune de Balaruc-les-Bains, une grande usine de produits et d'engrais chimiques, qui étendrait au midi de la France les fabrications que la puissante Cie de Saint-Gobain possède déjà dans le nord et le centre du territoire français, à Chauny, Aubervilliers, Saint-Fons, l'Oseraie, Montluçon et Marennes.

Le simple énoncé de la demande déposée par M. Lequin suffit pour donner un aperçu de l'importance de l'usine projetée à Balaruc-les-Bains.

1° *L'acide sulfurique* sera produit au moyen des gaz obtenus par la combustion des pyrites dans des fours appropriés. Il pourra être établi quatre grandes chambres de plomb, toutes munies d'appareils Glover et des colonnes de Gay-Lussac, destinées à absorber les vapeurs nitreuses contenues dans les gaz résiduels, avant de laisser dégager ces derniers ;

2° *L'acide nitrique* sera fabriqué dans six fours pour le traitement du nitrate de soude, avec appareils de condensation utiles ;

3° Pour la production *des sulfates métalliques*, les ateliers seront construits pour 3,000 tonnes de sulfate de fer et 2,000 tonnes de sulfate de cuivre ;

4° Au sujet *des engrais chimiques*, la fabrication ne portera, au début, que sur *les superphophates miné-*

raux, pour lesquels les constructions devront suffire à une production de 40,000 tonnes et être munies des derniers perfectionnements de cette industrie, de ventilateurs pour les ateliers de fabrication et de colonnes de condensation des gaz dégagés dans le traitement des matières premières. Mais la Compagnie pense qu'elle pourra être amenée par la suite, en raison des exigences de l'agriculture et du commerce, à introduire dans *les superphosphates* des *matières organiques*, ce qui motive de sa part une demande en autorisation de 1re classe.

En pareil cas, la fabrication des engrais dépasserait de beaucoup les 40,000 tonnes *de superphosphates* prévues dans la demande.

Il est probable qu'il en sera de même de la fabrication *du sulfate de fer* et *du sulfate de cuivre* qui, l'un et l'autre, sont consommés sur une grande échelle par notre viticulture méridionale pour combattre diverses maladies de la vigne et maintenir la fertilité de nos vignobles.

Nous sommes donc en présence d'un projet d'usine de *produits chimiques* qui est appelée à prendre dans un avenir prochain, et entre les mains d'une puissante Compagnie, d'immenses développements.

Notre sollicitude, au point de vue de l'hygiène publique doit donc être spécialement éveillée, sur les conditions de salubrité dans lesquelles sera installée une pareille usine.

A ce point de vue, il nous paraît que ces conditions sont favorables :

Placée dans un terrain qui peut suffire à tous ses développements, sur les bords de l'étang de Thau dont l'étendue et la profondeur constituent comme une mer intérieure ; éloignée de 1,800 mètres à vol d'oiseau, du village de Balaruc-les-Bains, et de distances bien plus grandes encore des autres centres d'habitation, les enquêtes faites aux deux Balaruc, à Cette, à Frontignan, à Poussan, à Bouzigues, à Loupian, à Gigean, n'ont donné lieu à aucune opposition. Entourée d'ailleurs des garigues incultes de la Gardiole, dans une région où dominent de forts vents du Nord, et sur un terrain dont la pente facilite l'ascension des fumées et des gaz résiduaires vers une immense cheminée de 65 mètres de hauteur et d'une section de 2 mètres de diamètre au sommet, la dispersion dans l'atmosphère des gaz qui pourraient échapper aux appareils de condensation est assurée.

L'emplacement de l'usine, au voisinage immédiat des Hauts-Fourneaux de Balaruc (établissement de 2e classe) et de la raffinerie de pétrole Plache et Cie (établissement de 1re classe), est de nature à mettre les tiers à l'abri des inconvénients des fabrications projetées.

L'embranchement du chemin de fer du Midi de Gigean-Montbazin à Cette longe le terrain de l'usine et assure la facilité de ses communications.

L'intérêt de la Cie de Saint-Gobain, et l'expérience

qu'elle a acquise dans les nombreux établissements qu'elle possède déjà pour la fabrication des produits chimiques et des engrais chimiques, nous assurent que rien ne sera épargné dans la construction de l'usine projetée à Balaruc-les-Bains pour y introduire, au point de vue de l'hygiène publique et de la bonne fabrication des produits, tous les perfectionnements indiqués par la science la plus avancée.

L'autorité militaire a donné un avis favorable.

M. Benoît, en sa qualité de membre de la commission administrative des hospices de Montpellier (qui sont propriétaires d'un hospice à Balaruc-les-Bains), consulté par M. le Préfet de l'Hérault, a donné un avis favorable, tout en faisant des réserves sur l'autorisation de fabriquer *des engrais organiques* dont la nature et les procédés de fabrication ne sont pas indiqués, ainsi que les quantités et les lieux de dépôts, mais il fait observer que la Cie, possédant déjà d'autres usines qui fonctionnent, il est à supposer que la santé des ouvriers sera sauvegardée dans le nouvel établissement. C'est aussi notre avis.

Au point de vue économique, les avantages de l'usine à créer à Balaruc sont si grands pour le département et la région toute entière, qu'on ne saurait trop en encourager la création. Toutes les enquêtes dans les communes sont favorables et se terminent en signalant l'utilité pour le bien du pays de l'usine demandée par M. Lequin.

Dans notre département, où les intérêts agricoles

ont une si grande importance, et où l'industrie a besoin de se développer, la création d'une grande usine de produits et d'engrais chimiques, sera un bienfait pour tous les intérêts.

Elle développera les ressources de l'agriculture, lui donnera une impulsion nouvelle, augmentera le mouvement commercial du port de Cette, et apportera à nos laborieuses populations de nouveaux éléments de travail.

Nous concluons donc à accorder à M. Lequin l'autorisation qu'il demande pour la construction *d'une usine de produits chimiques et d'engrais chimiques* à Balaruc-les-Bains, conformément aux plans annexés à sa demande, et aux conditions d'aération et de ventilation qui sont énoncées.

Après une observation de M. *Hamelin*, relative à l'évacuation des eaux industrielles, un échange d'observations entre les divers membres du Conseil et une réponse de M. *Marès*, l'Assemblée émet un avis favorable sur cette demande.

Dépôt de peaux fraîches et atelier de salaisons d'icelles. — Les sieurs Nel frères.

M. Glaize, n'ayant pu trouver des éléments d'appréciation suffisants dans les explications complémentaires fournies par les sieurs Nel frères, qui désirent établir un dépôt de peaux fraîches avec un atelier de salaisons d'icelles, sur le territoire de la commune de Béziers, demande encore un supplément d'instruction sur le point de savoir de quelle façon ces industriels comptent évacuer les eaux industrielles et les résidus liquides.

Adopté.

Établissement d'une vacherie et d'une porcherie. Les sieurs Rulland et Druon.

M. *Pourquier* propose au Conseil d'émettre, sous réserves des conditions réglementaires, des avis favorables sur les demandes présentées :

1° Par le sieur Rulland en vue d'établir un vacherie, à Cette, rue de la Darse, n° 12 ;

2° Par le sieur Druon, en vue d'établir une porcherie, sur le territoire de la commune de Cette, section B, parcelle n° 1690 du plan cadastral.

Adopté.

L'ordre du jour étant épuisé, la séance est levée.

TABLE ALPHABÉTIQUE

A

B

C

G

H

I

L

M

P

R

S

T

V

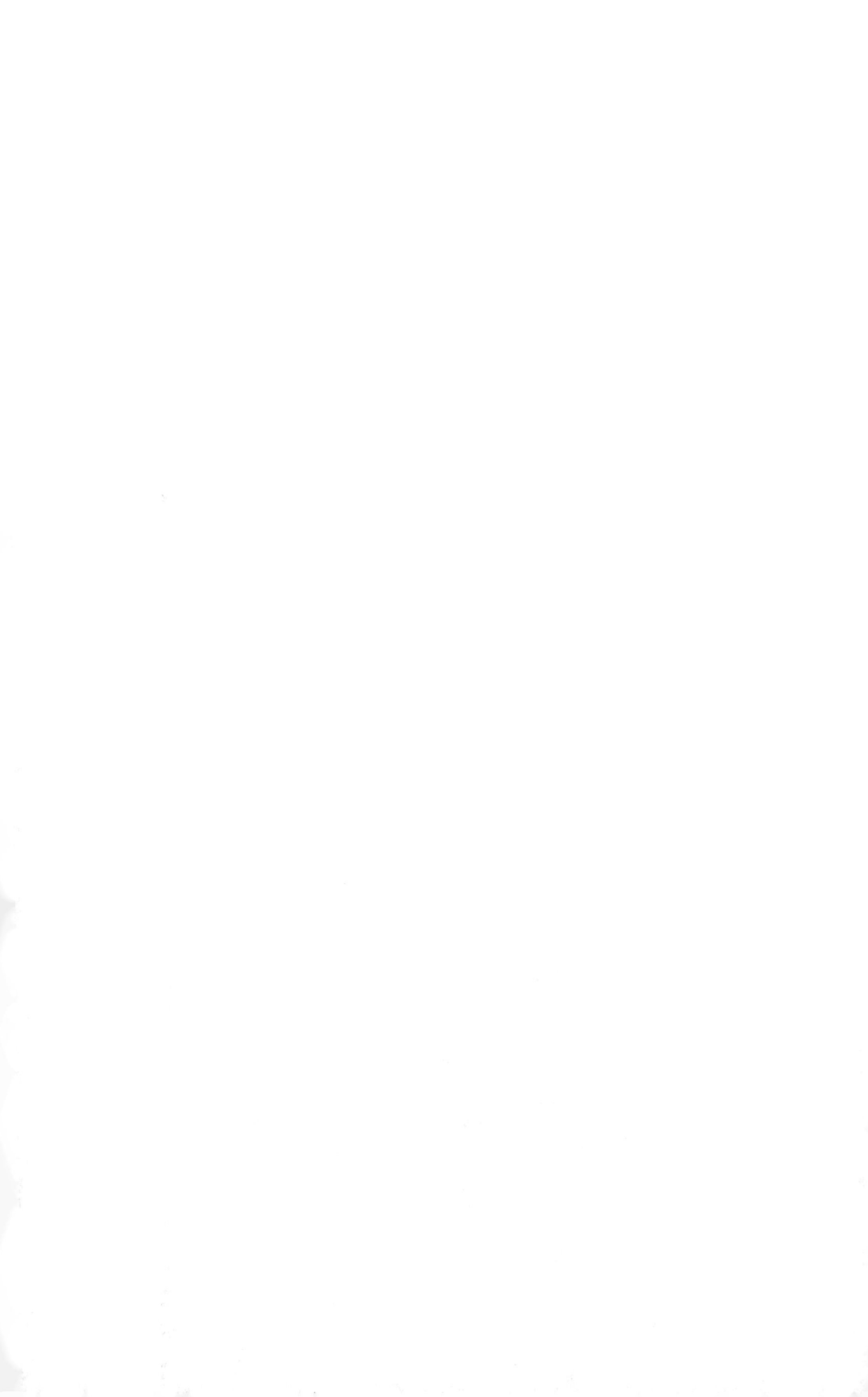

www.ingramcontent.com/pod-product-compliance
Lightning Source LLC
LaVergne TN
LVHW020035170826

845678LV00001B/257

* 9 7 8 2 3 2 9 6 9 8 9 0 8 *